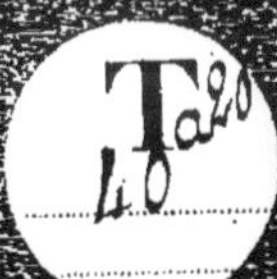

LE PIED

ANATOMIE ET PHYSIOLOGIE

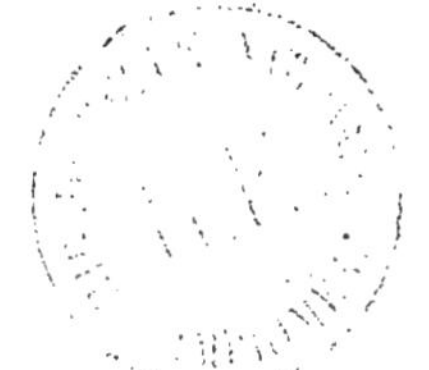

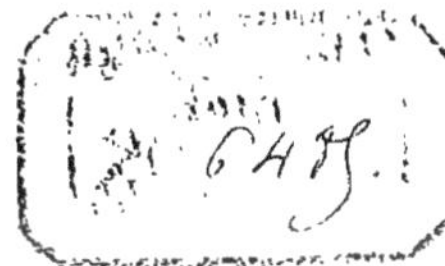

PAR

G.-J. WITKOWSKI

DOCTEUR EN MÉDECINE DE LA FACULTÉ DE PARIS

PARIS

H. LAUWEREYNS, LIBRAIRE-ÉDITEUR,

G. STEINHEIL, SUCCESSEUR,

2, RUE CASIMIR-DELAVIGNE.

—

1884

LE PIED

ANATOMIE ET PHYSIOLOGIE

PAR

G.-J. WITKOWSKI

[illegible]

[illegible]

[illegible] LAUWEREYNS, LIBRAIRE-ÉDITEUR

[illegible]

[illegible]

[illegible]

LE PIED

ANATOMIE ET PHYSIOLOGIE

CONFORMATION EXTÉRIEURE. — Le pied est la partie terminale du membre inférieur. Il pose sur le sol et supporte le poids du corps. Sa partie supérieure, appelée *dos* (D), est plus ou moins cambrée selon les individus ; elle forme, avec le bas de la jambe, un plan incliné qu'on nomme *cou-de-pied* (C). La partie inférieure du pied a reçu le nom de *plante* (P) (πλάτη, surface plate), bien qu'elle représente une double voûte, l'une parallèle et l'autre transversale à l'axe du pied. Cette dernière n'est, à bien considérer, qu'une moitié de voûte qui se complète lorsque les pieds sont en contact par leur bord interne (BI_2) ; les deux piliers de cette voûte sont représentés par le bord externe des pieds (BE_2) qui repose sur le sol. La voûte parallèle à l'axe présente trois piliers, dont un postérieur (T) correspondant au talon et deux antérieurs (M_1, M_5), répondant aux têtes du premier et du cinquième métatarsien, qui s'articulent avec le gros et le petit orteil (OG et OP). Cette disposition de voûte augmente, d'une part, la force de résistance du pied, et, de l'autre, empêche la compression des nombreux organes, muscles, vaisseaux et nerfs logés dans cette région.

VICES DE CONFORMATION. PIED PLAT. PIEDS BOTS. — Le *pied plat* ne possède pas les avantages dont nous venons de parler et rend une longue marche impossible : aussi a-t-il été longtemps un motif d'exemption du service militaire. On sait qu'en style familier « pied plat » signifie un homme qui ne mérite aucune considération. Bien que cette expression se retrouve dans plusieurs langues, nous n'avons pu découvrir le rapport qui existe entre elle et le vice de conformation physique. Mège de Callas assure que les pieds plats ont la voix efféminée des choristes de la chapelle Sixtine, mais cette opinion ne nous paraît pas fondée.

Les pieds peuvent présenter d'autres difformités acquises ou congénitales appelées *pieds bots* (de *bos*, bœuf), à cause de leur ressemblance avec ceux de cet animal. Ces déviations ont été rapportées à quatre types principaux : *talus* (de *talus*, talon), *équin* (de *equus*, cheval), *valgus* (de *valgus*, tortueux) et *varus* (de *varus*, cagneux). Dans la première variété, le pied repose sur le talon; dans la deuxième, sur la pointe ; dans la troisième, la plante du pied regarde en dehors et, dans le dernier, elle regarde en dedans. Le pied bot varus qui est l'exagération de l'état normal, est la variété la plus fréquente.

DIFFORMITÉS EN RAPPORT AVEC LES MŒURS. — Les Chinois considèrent la petitesse des pieds comme l'attribut le plus précieux de la beauté : aussi les gens riches s'efforcent-ils, dès le plus bas âge, d'empêcher le développement des pieds de leurs filles en les emprisonnant dans des brodequins métalliques ou en les sanglant avec des bandelettes résistantes. Ils donnent ainsi aux pieds l'aspect de moignons horriblement difformes qui rendent la marche presque impossible.

Les coquettes pensylvaniennes ont trouvé un autre moyen d'avoir des pieds étroits : elles se font enlever le petit orteil de chaque pied par un chirurgien complaisant et donnent de la sorte aux extrémités une exiguïté extraordinaire.

Dans notre pays, comme partout ailleurs, du reste, les femmes sont esclaves de la mode et disposées à tout lui sacrifier, même leur santé : ainsi la Française, qui a le pied naturellement petit et cambré, et par conséquent mal conformé pour la marche, fait cependant usage de chaussures à talons hauts, étroits et obliques, dont l'inconvénient est de déplacer le point d'appui principal du pied et de le porter du talon au milieu de l'arcade plantaire, ce qui augmente encore les difficultés de la locomotion.

PARTIES CONSTITUANTES DU PIED. — Nous aurons successivement à étudier dans le pied : son *squelette;* les *articulations* qui relient les différentes pièces mobiles de sa charpente osseuse; les *muscles* qui les font mouvoir; les *vaisseaux* et les *nerfs* qui président à la nutrition et à l'innervation de toutes ces parties.

I. Squelette du pied.

Le squelette du pied comprend trois régions distinctes qui sont, d'arrière en avant : le *tarse*, le *métatarse* et les *orteils.*

1° **TARSE.** — Le tarse (de ταρσός, nom donné à un assemblage de pièces rangées avec ordre) est composé de sept os, qui sont enclavés les uns dans les autres. Ce sont :

L'*astragale* (de ἀστράγαλος, dé) (A) s'articule, en haut, avec les os de la jambe, le tibia (TI) et le péroné (PE_2) ; en bas, avec le calcanéum (C_1). Cet os est la clef de voûte des deux arcades de la plante du pied et supporte tout le poids du corps dans la station verticale.

Le *calcanéum* (de *calx*, talon) est placé au-dessous de l'astragale, qui lui transmet le poids du corps. Sa saillie postérieure forme le talon (T) ; il présente chez les nègres un développement considérable qui est en rapport avec leur agilité à la course. C'est à la partie inférieure de cette saillie que se fixe le tendon d'Achille (TA_2), ainsi nommé parce qu'il correspond à la partie vulnérable de ce guerrier.

Le *scaphoïde* (de σχάφη, nacelle ; εἶδος, forme) (S), s'articule avec la partie antérieure ou *tête* de l'astragale (T_2). La face inférieure de cet os présente une *tubérosité* (TU_1) qui donne attache au tendon du muscle *jambier postérieur* (JP).

Le *cuboïde* (de κύβος, cube) (CU) s'articule avec la partie antérieure du calcanéum. Sa face inférieure présente une *tubérosité* (TU_2), en avant de laquelle se trouve une gouttière dans laquelle passe le tendon du muscle *long péronier latéral* (LP).

Les trois os *cunéiformes* (de *cuneus*, coin ; *forma*, forme) que l'on distingue en *grand* (CG), *moyen* (CM) et *petit* (CP), s'articulent en arrière avec le scaphoïde et forment, en avant, une mortaise qui reçoit l'extrémité postérieure du deuxième métatarsien (ME_2). Le passage du couteau à amputation dans cette ligne articulaire sinueuse est le temps difficile de la désarticulation du pied, d'après le procédé de Chopart.

La partie inférieure et antérieure de la face interne du grand cunéiforme donne attache à une partie du tendon du muscle *jambier antérieur* (JA).

2° **MÉTATARSE.** — Le **métatarse** (de μετὰ, après ; ταρσός, tarse) est composé, comme le métacarpe, de cinq os *métatarsiens* (ME_1, ME_2, ME_3, ME_4, ME_5). Leur face supérieure est convexe et contribue à former la voussure du dos du pied ; leur face inférieure ou plantaire est concave dans le sens longitudinal et dans le sens transversal. Cette concavité a pour utilité, ainsi que celle de la main, d'empêcher la compression des organes situés à la plante du pied. Par leur extrémité postérieure, les métatarsiens s'articulent avec le cuboïde et les cunéiformes ; et, par leur extrémité antérieure, avec les orteils. Le premier métatarsien présente à son extrémité antérieure et inférieure deux *os sésamoïdes* (58, 59), auxquels les Arabes donnaient le nom de Albadara. « Les magiciens, dit Diderot, leur attribuent des propriétés surprenantes, comme d'être indestructibles, soit par l'eau, soit par le feu. C'est là qu'est le germe de l'homme que Dieu doit faire éclore un jour, quand il lui plaira de le ressusciter. »

La face interne et la face externe des métatarsiens donnent attache aux muscles *interosseux* (ID, IP). En outre, le premier métatarsien reçoit à sa face inférieure le *court fléchisseur propre du gros orteil* (CFG) ; son extrémité postérieure donne attache, par son tubercule interne (17), à un prolongement du tendon du *jambier antérieur* (JA), et par son tubercule externe (16) au tendon du *long péronier latéral* (LP). Le cinquième métatarsien reçoit à sa *tubérosité* (19) l'extrémité inférieure du *court péronier latéral* (CP).

3° **ORTEILS.** — Les **orteils** (de *articulus*, membre) est le nom donné aux doigts des pieds ; comme ceux de la main, ils sont formés chacun de trois phalanges (P_1, P_2, P_3), à l'exception du gros orteil qui n'en a que deux. Celui-ci n'est pas opposable chez l'homme, tandis qu'il l'est chez le singe, dont les pieds sont considérés comme des mains : pour cette raison, on l'a placé dans la classe des *quadrumanes*. C'est sur le gros orteil de l'une ou de l'autre jambe que le poids du corps repose, lorsque les danseuses font des « pointes. »

Dans l'état de nature, le deuxième orteil a plus de longueur que les autres, ainsi qu'on l'observe sur l'Antinoüs, l'Hercule

Farnèse, etc. ; mais des chaussures étroites le fléchissent et son extrémité libre se met au niveau de celle du premier et du troisième orteil qui le couvrent presque complètement. Cette saillie explique la fréquence des durillons et des cors à l'extrémité du deuxième orteil.

Certains vices de conformation des orteils entraînent l'exemption du service militaire quand ils sont très prononcés, comme le chevauchement des orteils et la flexion permanente de la dernière phalange. Dans ce dernier cas, l'orteil repose sur le sol par son extrémité terminale ; on dit que l'*orteil est en marteau* et que l'individu *marche sur l'ongle*.

II. Articulations du pied.

A. ARTICULATION DU COU-DE-PIED OU TIBIO-TARSIENNE.— a. Surfaces articulaires. — Le tibia (TI) et le péroné (PE_2) forment une mortaise qui reçoit l'astragale (A).

b. Moyens d'union. — Deux ligaments *latéraux* : le ligament *latéral externe* composé des fibres *péronéo-astragaliennes antérieures* (109) et des fibres *péronéo-astragaliennes postérieures* (110) ; le ligament *latéral interne* formé 1° par les fibres antérieures *tibio-scaphoïdiennes* (26), et les fibres *tibio-astragaliennes antérieures* (25), 2° par les fibres moyennes ou *glénoïdiennes* (117, 118) qui aboutissent au ligament glénoïdien CSI, 3° par les fibres postérieures superficielles ou *calcanéennes* (116) et les profondes ou *tibio-astragaliennes postérieures* (120).

c. Mouvements. — Cette articulation a deux mouvements principaux : la flexion et l'extension du pied. Les mouvements d'adduction et d'abduction s'observent aussi dans cette articulation, mais ils se passent surtout au niveau de l'articulation inférieure de l'astragale avec le calcanéum. Elle prend en outre une certaine part aux mouvements de circumduction et de rotation.

B. ARTICULATIONS DU TARSE. — Les articulations du tarse comprennent :

1° **L'articulation astragalo-calcanéenne** qui a pour surfaces articulaires les facettes FP et FA du calcanéum s'articulant avec les facettes correspondantes CA et VE. Le moyen principal d'union est un *ligament interne* très fort, composé de deux trousseaux de fibres, un antérieur (115) et l'autre postérieur (42), qui occupent le *canal astragalo-calcanéen* (GI, GE), situé entre les facettes articulaires ; nous mentionnerons encore un ligament *externe* formé par quelques fibres qui se détachent de (110) et un ligament postérieur (PO).

Cette articulation, ainsi que sa voisine l'*astragalo-scaphoïdienne*, sont le siège principal des mouvements d'adduction, d'abduction et de rotation du pied.

2° **L'articulation médio-tarsienne** se compose de l'astragale et du calcanéum en arrière, du scaphoïde (S) et du cuboïde (CU) en avant, ce qui constitue deux articulations secondaires : a. l'articulation **astragalo-scaphoïdienne** munie d'un ligament *supérieur* (T_2) et d'un *inférieur* ou *glénoïdien* (CSI) qui agrandit la cavité articulaire et se confond par son bord interne, renforcé d'un noyau fibro-cartilagineux (24), avec les fibres (118) du ligament interne de l'articulation tibio-tarsienne ; b. l'articulation **calcanéo-cuboïdienne** qui possède un ligament *supérieur*, un ligament *inférieur* (CCI), formé d'une couche *superficielle* (28) et d'une couche *profonde* (29), et enfin un ligament *interne* ou *ligament en Y* qui est la clef de voûte de l'articulation médiotarsienne. Ce ligament part de la grande apophyse du calcanéum à l'orifice externe (YS) du canal calcanéo-astragalien et se divise en deux faisceaux : l'*externe* ou *intérieur* (YC) se rend au cuboïde, l'*interne* ou supérieur au scaphoïde (1A.)

Cette articulation possède tous les genres de mouvements : flexion, extension, adduction, abduction, rotation, mais ils sont très limités et se réduisent à un simple glissement.

3° **L'articulation du scaphoïde et du cuboïde** possède trois ligaments : un *supérieur* ou *dorsal* (SCS), un *inférieur* ou *plantaire* (SCI) et un *interosseux*.

4° **L'articulation du scaphoïde avec les trois cunéiformes,** dont les surfaces articulaires sont maintenues au contact par un ligament *plantaire* (30) qui se confond avec l'expansion du tendon du jambier postérieur (47) et par trois ligaments *dorsaux*, un interne (DI), un moyen (DM) et un externe (DE).

5° **L'articulation des trois cunéiformes** qui sont unis entre eux par deux ligaments *interosseux* et deux *dorsaux*.

6° **L'articulation du troisième cunéiforme avec le cuboïde** réunis par une facette ovalaire (14), maintenue en contact à l'aide d'un ligament *dorsal* (CC) et d'un ligament *interosseux*.

C. ARTICULATIONS DU MÉTATARSE. — Ces articulations comprennent les **tarso-métatarsiennes**, c'est-à-dire celles qui résultent de l'union des os du tarse avec l'extrémité postérieure des métatarsiens et les **métatarsiennes** produites par l'articulation des métatarsiens entre eux. Les moyens d'union de ces dernières sont représentés par trois ligaments *interosseux*, trois ligaments *dorsaux* (31, 32, 33) et trois ligaments *plantaires* (112.) Les premières sont constituées par les trois premiers métatarsiens (ME_1, ME_2, ME_3) qui s'articulent avec les trois cunéiformes (CG, CP, CM) et par l'articulation du quatrième et du cinquième métatarsien (ME_4, ME_5) avec le cuboïde (CU) ; ces os sont unis par trois ligaments *interosseux*, sept ligaments *dorsaux* (D_1, D_2, D_3, D_4, D_5, D_6, D_7,) et cinq ligaments *plantaires* (P_4, P_5, P_6, P_7, P_8, P_9.)

D. ARTICULATIONS DES PHALANGES. — Les phalanges des orteils s'articulent avec les métatarsiens et entre elles ; de là :

1° Les **articulations métatarso-phalangiennes** fournies par les têtes des métatarsiens qui sont maintenues par deux ligaments *latéraux*, un *interne* et un *externe*, dans la cavité glénoïde correspondante des premières phalanges (P_1), agrandie inférieurement par un fibro-cartilage ou *bourrelet glénoïdien* (BG) ;

2° Les **articulations phalangiennes** qui sont munies, comme celles des doigts, de deux ligaments latéraux.

III. Muscles du pied.

Les muscles du pied sont au nombre de vingt : un à la région dorsale et dix-neuf à la région plantaire.

A. RÉGION DORSALE. — Le muscle *pédieux* (P) occupe seul cette région. Il va du creux calcanéo-astragalien au bord externe des tendons extenseurs (EC), avec lesquels il se confond. Son bord interne recouvre en partie l'artère pédieuse (AP). Ce muscle est innervé par une branche (107) qui vient du nerf tibial antérieur (Ta). Son action est celle des extenseurs dont il partage les insertions. On l'appelle encore *court extenseur commun des orteils.*

B. RÉGION PLANTAIRE. — Cette région se divise en trois parties :

1° La **région plantaire interne** qui comprend l'*adducteur du gros orteil* (AD) et le *court fléchisseur du gros orteil* (CFG). Le premier a pour attache postérieure la face interne du calcanéum, et pour attache antérieure le sésamoïde interne (58) et la première phalange du gros orteil ; le second s'étend de la deuxième rangée du tarse aux deux sésamoïdes (58,59). Ces deux muscles sont fléchisseurs du gros orteil et un peu adducteurs.

2° La **région plantaire externe** est formée de l'*abducteur du petit orteil* (AB) et du *court fléchisseur du petit orteil* (CFP). Le premier s'insère en arrière à la petite tubérosité du calcanéum (TE), et en avant au côté externe de la première phalange du petit orteil ; il est souvent muni d'un faisceau postérieur (68) qui se fixe au cinquième métatarsien. Le second part de la gaine du long péronier latéral (29) et confond son insertion antérieure avec celle du muscle précédent. Ces deux muscles sont à la fois abducteurs et fléchisseurs du petit orteil.

3° La **région plantaire moyenne** comprend quatre couches superposées qui sont, de bas en haut :

1re Couche. — Le *court fléchisseur plantaire* (CF) qui s'insère au tubercule interne du calcanéum et aux quatre derniers orteils, sur les parties latérales des deuxièmes phalanges, de la même façon que le fléchisseur superficiel des doigts. Son action est de fléchir les secondes phalanges.

2me Couche. — *L'accessoire du long fléchisseur des orteils* (ALF) qui s'étend des deux tubérosités du calcanéum au tendon du long fléchisseur. En se contractant, il sert à corriger l'obliquité des tendons de ce dernier muscle. Sur le même plan on trouve les quatre *lombricaux* (L), qui se fixent au bord interne et dans l'interstice des tendons du long fléchisseur commun et se confondent, comme à la main, avec les tendons de l'extenseur commun. Leur action est analogue à ceux de la main : ils fléchissent les premières phalanges et étendent les deux dernières.

3me COUCHE. — Cette couche est formée de l'*abducteur oblique du gros orteil* (AO) qui s'étend du cuboïde à la première phalange du gros orteil et de l'*abducteur transverse du gros orteil* (AT), qui part des quatre dernières articulations métatarso-phalangiennes, et se confond avec le précédent pour se fixer à la première phalange du gros orteil. Ces deux muscles sont abducteurs du gros orteil.

4me COUCHE. — Elle est constituée par les trois *interosseux plantaires* (IP) et les quatre *interosseux dorsaux* (ID) qui comblent les espaces inter-métatarsiens. Ces muscles présentent la plus grande analogie avec ceux de la main. Ils ont la même action et se confondent, comme eux, avec le tendon de l'extenseur commun.

IV. Organes fibreux et tendineux du pied.

APONÉVROSES. — Il existe dans le pied, comme dans la main, autant de gaines fibreuses que de groupes musculaires. La plus importante est *l'aponévrose plantaire* (121) qui est triangulaire. Son sommet s'insère en arrière sur le tubercule interne de la face inférieure du calcanéum ; sa base se divise, comme l'aponévrose palmaire, en dix languettes formant plusieurs arcades qui laissent passer les vaisseaux et les nerfs des orteils (I p, 90, 93, 94, 102, 103). Nous mentionnerons aussi l'*aponévrose dorsale* (54) qui occupe le dos du pied et sépare les tendons des extenseurs des vaisseaux et nerfs sous-cutanés; elle se continue en arrière avec le bord inférieur du *ligament annulaire supérieur du tarse* (LAS), dont le bord supérieur se confond avec l'aponévrose jambière (53).

TENDONS DES MUSCLES DE LA JAMBE. — Les muscles de la

jambe, dont les tendons prennent leur attache inférieure sur le squelette du pied, sont :

1° Au tarse, le *jambier antérieur* (JA) qui s'attache au grand cunéiforme (CG) et le *jambier postérieur* (JP) qui se fixe au tubercule du scaphoïde (TU_1) ;

2° Au métatarse, le *péronier antérieur* (PA) se fixe au cinquième métatarsien (36); le *court péronier latéral* (CP) et le *long péronier latéral* (LP) qui s'insèrent, le premier, au cinquième métatarsien, et l'autre, au premier ;

3° Aux phalanges, les insertions de *l'extenseur du gros orteil* (EG); de *l'extenseur commun* (FG); du *fléchisseur du gros orteil* (FC), et du *long fléchisseur commun* (LFC).

V. Vaisseaux du pied.

ARTÈRES. — Les artères principales du pied sont, pour la région dorsale, la *pédieuse* (AP) et, pour la région plantaire, les artères *plantaires*.

La **pédieuse** part du bord antérieur du ligament annulaire supérieur du tarse (LAS), sous lequel elle se continue avec la *tibiale antérieure* (TA); elle se termine à l'extrémité postérieure du premier espace interosseux dans lequel elle s'enfonce pour s'anastomoser avec la partie terminale de l'artère *plantaire externe* (PE) qui forme *l'arcade plantaire* (AP). Le bord interne du muscle pédieux (P), son muscle satellite, recouvre l'artère pédieuse dans sa moitié antérieure.

Elle fournit plusieurs branches collatérales, dont les plus importantes sont : la *dorsale du tarse* (DT), la *dorsale du métatarse* (DM_2), d'où naissent les trois *interosseuses dorsales* (ID_2) qui communiquent, en arrière, avec les *perforantes postérieures* (pp) de l'arcade plantaire et, en avant, avec les *perforantes antérieures* (pa) provenant des *interosseuses plantaires ; l'interosseuse dorsale du premier espace* (ID_2) qui forme la *collatérale externe dorsale du gros orteil* et la *collatérale interne dorsale du second orteil.*

Les artères **plantaires** naissent de la *tibiale postérieure* (TP), au niveau du ligament annulaire interne (122) et de la voûte du calcanéum (AP_2), on les distingue en *plantaire interne* (PI) et *plantaire externe* (PE). La première est située entre le muscle adducteur (AD) et le court fléchisseur du gros orteil (CFG), elle s'anastomose, en avant, avec la *collatérale interne plantaire du gros orteil* (Ip). La *plantaire externe* passe entre le court fléchisseur commun (CF) et l'accesoire du long fléchisseur commun (ALF); elle se réfléchit ensuite sous l'abducteur oblique du gros orteil (ABO) pour former *l'arcade plantaire* (AP) et se termine en arrière du premier espace interosseux où elle s'anastomose avec la pédieuse. De l'arcade palmaire naissent les trois *perforantes postérieures* (pp) et les *interosseuses plantaires* (Ip) qui fournissent, en avant, les *perforantes antérieures* (pa) et les *collatérales plantaires des orteils* (Ip).

Le pied reçoit en outre quelques rameaux des artères *péronières antérieure* (PA_2) et *postérieure* (PP), provenant de la *péronière* (Per).

VEINES. — Les veines du pied sont *superficielles* ou *profondes*. Celles-ci, comme au membre supérieur, suivent le trajet des artères; nous les avons supprimées dans notre planche parce qu'elles n'offrent rien de particulier et cacheraient des organes importants. Les veines superficielles naissent des orteils et se jettent dans le plexus des veines *dorsales* du pied (VD_2) qui est limité, en avant, par une arcade transversale (AR); en dedans, par la *grande veine interne du pied*, et en dehors par la veine *externe du pied*, origines des *saphènes interne* (SI) et *externe* (SE). Les veines superficielles de la plante du pied sont atrophiées, comme à la paume de la main, par suite des compressions fréquentes auxquelles elles sont exposées dans la marche.

VI. Nerfs du pied.

Le pied reçoit deux ordres de nerfs : des rameaux sensitifs pour la peau et des rameaux moteurs pour les muscles. Ces différents rameaux proviennent des nerfs *sciatiques poplités interne* et *externe*, branches de terminaison du grand nerf sciatique.

1° Le sciatique poplité externe se distribue, en grande partie, à la peau et aux muscles du dos du pied; il fournit des branches collatérales et des branches terminales. Les branches collatérales sont: la *branche cutanée péronière* qui donne quelques rameaux à la malléole externe, et *l'accessoire du saphène externe* (ASe) qui se réunit au *saphène externe* (Se).

Les branches terminales sont, pour le côté externe, le *musculo-cutané* (MC) et, pour le côté interne, le *tibial antérieur* (Ta). Le premier se divise en deux *branches :* une *interne* (BI), formant les *collatéraux dorsaux interne et externe* des deux premiers orteils et le *collatéral dorsal interne* du troisième; l'autre *externe* (BE), fournissant le *collatéral dorsal externe* du troisième et le *collatéral interne* du quatrième. Les *collatéraux dorsaux* du dernier orteil et le *collatéral dorsal externe* du quatrième proviennent du *saphène externe* (Se) qui s'anastomose (78) sur le dos du pied avec la branche externe du musculo-cutané.

Le nerf *tibial antérieur* se divise sur le squelette du pied en deux rameaux : un *externe* (107) qui se rend au muscle pédieux (P) et une branche *interne* (79) qui perfore l'aponévrose dorsale et s'anastomose (80) avec le deuxième rameau terminal de la branche interne du musculo-cutané, pour former, avec lui, le *collatéral dorsal externe* du gros orteil et le *collatéral dorsal interne* du second orteil.

2° **Le sciatique poplité interne** se distribue à la peau et aux muscles de la plante du pied. Il produit cependant une branche collatérale, le nerf *saphène externe* (Se) qui fournit, comme nous l'avons déjà dit, les *collatéraux dorsaux* du dernier orteil et le *collatéral dorsal* externe du quatrième, et il donne en outre des rameaux (82) à la peau du talon et à la région plantaire et externe du pied.

Au niveau de l'anneau du soléaire, muscle de la jambe, le nerf sciatique poplité interne prend le nom de *tibial postérieur* (Tp) et fournit un *rameau cutané calcanéen* (83) qui se jette dans la peau du talon; puis le tibial postérieur se divise au niveau de la voûte du calcanéum en *plantaire interne* et *plantaire externe*.

Le nerf *plantaire interne* (Pi) donne des rameaux moteurs (85) à l'adducteur du gros orteil, au court fléchisseur commun, à l'accessoire du long fléchisseur et aux deux lombricaux internes (88, 89); il se divise ensuite en deux rameaux cutanés qui longent les bords du tendon du fléchisseur propre du gros orteil : *l'interne* (92) forme le *collatéral plantaire interne du gros orteil;* l'externe (96) se bifurque (93, 94, 95) et fournit les *collatéraux plantaires* du second et du troisième orteil, le *collatéral externe* du premier et le *collatéral interne* du quatrième. Cette dernière branche reçoit un filet anastomotique du plantaire externe (90).

Le nerf *plantaire externe* (Pe) distribue des rameaux moteurs (97, 98) aux muscles abducteur et court fléchisseur du petit orteil, et accessoire du long fléchisseur. Il se divise au niveau du cinquième métatarsien en deux branches : l'une *profonde* ou musculaire (pr) qui donne des filets aux deux derniers lombricaux (99), aux abducteurs oblique et transverse du gros orteil et aux interosseux plantaires et dorsaux (100), puis se termine dans la partie moyenne du premier interosseux dorsal (101); la branche *superficielle* (su) se subdivise, à son tour, en deux rameaux : un *interne* (102), qui donne le *collatéral plantaire externe* du quatrième orteil et le *collatéral plantaire interne* du cinquième ; l'autre *externe* (103), forme le *collatéral plantaire externe* du cinquième orteil et envoie un filet (104) au court fléchisseur du petit orteil (CFP).

LÉGENDE DU PIED (1)

1. Partie supérieure de la face postérieure du calcanéum.
2. Surface à laquelle s'insère le ligament calcanéo-cuboïdien inférieur.
3. Moitié inférieure de la face postérieure du calcanéum donnant attache au tendon d'Achille.
4. Dépression anguleuse séparant les deux tubérosités et sur laquelle s'insère le court fléchisseur commun des orteils.
5. Bord interne de la poulie de l'astragale.
6. Son bord externe.
7. Partie postérieure de l'astragale.
8. Facette latérale interne de l'astragale en rapport avec la malléole interne.
9. Facette latérale externe de l'astragale.
10. Gouttière de la partie postérieure de l'astragale qui reçoit le tendon du long fléchisseur propre du gros orteil.
11. Extrémité inférieure du tibia en rapport avec la poulie astragalienne.
12. Malléole externe.
13. Malléole interne.
14. Facette ovalaire de la face externe du cunéiforme moyen s'articulant avec une facette semblable du cuboïde.
15. Apophyse pyramidale du cuboïde.
16. Tubérosité externe du premier métatarsien donnant attache au long péronier latéral.
17. Tubérosité interne du premier métatarsien recevant l'expansion du jambier antérieur.
18. Saillie médiane séparant les rainures sur lesquelles glissent les os sésamoïdes interne et externe.
19. Tubérosité du 5e métatarsien donnant attache au court péronier latéral.
20. Ligament antérieur de l'articulation péronéo-tibiale inférieure.
21. Son ligament postérieur.
22. Faisceau inférieur du ligament 21, beaucoup plus long que le principal.
23. Faisceau antéro-supérieur du ligament latéral interne.
24. Noyau fibro-cartilagineux du bord interne du ligament calcanéo-scaphoïdien inférieur.
25. Fibres tibio-astragaliennes antérieures du ligament latéral interne.
26. Fibres tibio-scaphoïdiennes de ce ligament.
27. Couche profonde du ligament calcanéo-cuboïdien inférieur.
28. Couche superficielle de ce ligament.
29. Gaine du tendon du long péronier latéral formé par 28.
30. Ligament plantaire externe de l'articulation du scaphoïde avec les trois cunéiformes.
31, 32, 33. Ligaments dorsaux interne, moyen, externe des articulations métatarsiennes.
34. Tête des métatarsiens articulée avec la cavité glénoïde des premières phalanges.
35. Tendon filiforme se détachant souvent de l'extenseur propre du gros orteil et se fixant à la première phalange.
36. Attache du tendon du péronier antérieur au cinquième métatarsien.
37. Tendon interne du pédieux.
38. Portion antérieure du tendon du jambier antérieur, s'insérant à la partie interne et postérieure du premier métatarsien.
39. Portion postérieure du même tendon s'insérant à la partie inférieure du premier cunéiforme.
40. Faisceau médian de l'extenseur commun s'insérant à la deuxième phalange.
41. Faisceaux latéraux de l'extenseur commun s'insérant à la troisième phalange.
42. Trousseau postérieur du ligament interosseux calcanéo-astragalien.
43. Prolongement filiforme qui traverse l'insertion du péronier antérieur et se fixe à la partie externe et postérieure de la première phalange du petit orteil.
44. Attache du tendon d'Achille au calcanéum.
45. Ligament annulaire externe.
46. Gaine fibreuse appliquant le jambier postérieur sur la malléole interne et la séparant du long fléchisseur commun.
47. Expansion du tendon du jambier postérieur allant au premier cunéiforme.
48. Insertion du jambier postérieur au tubercule du scaphoïde.
49. Faisceau se détachant du jambier postérieur et se confondant avec le ligament plantaire externe (30); il se porte aux 2o et 3o cunéiformes et aux trois métatarsiens moyens.
50. Noyau fibro-cartilagineux du jambier postérieur qui glisse sur le noyau semblable (24) du ligament calcanéo-scaphoïdien inférieur.
51. Branche supérieure du ligament annulaire dorsal du tarse.
52. Sa branche inférieure.
53. Aponévrose jambière.
54. Aponévrose dorsale du pied.
55. Coulisse du jambier postérieur.

---

(1) Chaque fois que nous l'avons pu, nous avons substitué aux chiffres, qui ne rappellent rien à la mémoire, la première lettre du nom anatomique. Les recherches seront encore facilitées en transcrivant soi-même sur le dessin le nom des organes.

56. Gaine du fléchisseur propre formé par le ligament annulaire interne.

57. Arcade fibreuse allant du calcanéum à la malléole interne formant avec le ligament annulaire interne (122) un anneau dans lequel passent le vaisseaux et nerfs plantaires.

58. Os sésamoïde interne du 1er métatarsien.

59. Os sésamoïde externe,

60. Portion de l'adducteur du gros orteil s'insérant au sésamoïde interne.

61. Portion de l'adducteur s'insérant au bord interne et supérieur de la première phalange du gros orteil.

62. Faisceau interne du court fléchisseur du gros orteil.

63. Son faisceau externe.

64. Languette du court fléchisseur du gros orteil se continuant avec le ligament calcanéo-cuboïdien inférieur.

65. Languette du même muscle allant au cuboïde.

66. Autre languette allant au moyen cunéiforme.

67. Portion de l'abducteur oblique du gros orteil s'attachant au sésamoïde externe.

68. Attache supérieure du même muscle.

69. Portion de ce muscle s'attachant à la première phalange.

70. Branche anastomotique unissant l'artère péronière à l'artère malléolaire externe.

71. Extrémité terminale de la pédieuse s'enfonçant dans le premier espace interosseux.

72. Artère collatérale interne du gros orteil.

73. Branche antérieure venant de la plantaire externe; elle croise le court fléchisseur du petit orteil et forme la collatérale externe de cet orteil.

74. Couche graisseuse sous-cutanée correspondant au ligament annulaire.

75. Anastomose des veines saphènes externe et interne.

76. Branche qui s'anastomose avec la saphène externe.

77. Nerf du pédieux.

78. Anastomose de la branche externe du nerf musculo-cutané avec le saphène externe.

79. Branche interne du nerf tibial antérieur.

80. Anastomose de 78 avec le second rameau terminal du musculo-cutané.

81. Rameau du saphène externe se rendant à la peau du talon.

82. Rameaux plantaires et dorsaux fournis par le saphène externe au bord externe du pied.

83. Rameaux calcanéens et plantaires du nerf tibial postérieur.

84. Anastomose du rameau cutané du plantaire externe avec 83.

85. Rameau du plantaire interne pour l'accessoire du long fléchisseur.

86. Rameau du même nerf pour l'adducteur du gros orteil.

87. Rameau du même nerf pour le court fléchisseur.

88. Filet du plantaire interne pour le premier lombrical.

89. Filet du plantaire interne pour le second lombrical.

90. Filet anastomotique du plantaire externe avec la quatrième branche du plantaire interne.

91. Rameau du plantaire interne pour le court fléchisseur commun.

92. Première branche terminale du plantaire interne.

93. Deuxième branche, d°.

94. Troisième branche, d°.

95. Quatrième branche, d°, recevant l'anastomose 90 du plantaire externe.

96. Branche du plantaire externe se subdivisant en trois branches secondaires 93, 94, 95.

97. Rameau que le plantaire externe abandonne à l'abducteur du petit orteil.

98. Rameau du plantaire externe pour l'accessoire du long fléchisseur.

99. Filets de la branche profonde du plantaire externe pour les deux derniers lombricaux.

100. Filets de la même branche pour l'abducteur oblique, l'abducteur transverse et les interosseux plantaires et dorsaux.

101. Partie terminale de la branche profonde du plantaire externe dans le premier muscle interosseux dorsal.

102. Rameau interne de la branche superficielle du plantaire externe formant le collatéral plantaire externe du quatrième orteil et le collatéral interne du cinquième.

103. Rameau externe de la même branche formant le collatéral externe du cinquième orteil.

104. Filet fourni par 103 au court fléchisseur du petit orteil.

105. Veines superficielles, perforant l'aponévrose et établissant une communication avec les veines profondes.

106. Couche cellulo-graisseuse.

107. Nerf du pédieux ou branche externe du tibial antérieur.

108. Fibres tibio-scaphoïdiennes.

109. Fibres péronéo-astragaliennes antérieures du ligament latéral externe.

110. Fibres péronéo-astragaliennes postérieures du même ligament.

111. Artère du pédieux.

112. Ligaments plantaires unissant les têtes des métatarsiens.

113. Artères et nerfs collatéraux plantaires.

114. Quelques attaches du muscle court fléchisseur des orteils.

115. Trousseau antérieur du ligament interosseux calcanéo-astragalien.

116. Fibres postérieures ou calcanéennes du ligament interne.

117, 118. Fibres moyennes ou glénoïdiennes du même ligament.

119. Artères et nerfs collatéraux dorsaux.
120. Fibres profondes ou tibio-astragaliennes postérieures du ligament latéral interne.
121. Aponévrose plantaire.
122. Ligament annulaire interne.
A. Facette supérieure ou poulie de l'astragale.
AB. Muscle abducteur du petit orteil.
ABO. Muscle abducteur oblique du gros orteil.
ABT. Muscle abducteur transverse du gros orteil.
AD. Muscle adducteur du gros orteil.
AG. Grosse apophyse et facette cuboïdienne du calcanéum.
ALF. Muscle accessoire du long fléchisseur des orteils.
AP. Artère pédieuse.
AP2. Petite apophyse du calcanéum.
AR. Arcade veineuse sus-métatarsienne où aboutissent les veines digitales.
ASe. Accessoire du saphène externe formant avec le saphène externe un tronc qui se distribue aux deux derniers orteils.
ap. Arcade artérielle plantaire.
BE. Branche externe du musculo-cutané.
BE2. Bord externe du pied qui repose sur le sol.
BG. Bourrelet glénoïdien.
BI. Branche interne du musculo-cutané se divisant en trois branches.
BI2. Bord interne du pied.
C. Cou-de-pied.
C1. Calcanéum.
C2. Col de l'astragale criblé de trous qui laissent passer des vaisseaux.
CA. Facette concave ou postérieure de la face inférieure de l'astragale.
CC. Ligament dorsal du troisième cunéiforme.
CCI. Ligament calcanéo-cuboïdien inférieur.
CCS. Ligament calcanéo-cuboïdien supérieur.
CF. Court fléchisseur commun des orteils.
CFG. Court fléchisseur du gros orteil.
CFP. Court fléchisseur du petit orteil.
CG. Grand ou premier cunéiforme.
CM. Moyen ou 3e cunéiforme.
CP. Court péronier latéral
CSI. Ligament calcanéo-scaphoïdien inférieur ou glénoïdien.
CSP. Ligament plantaire unissant le scaphoïde au premier cunéiforme.
CU. Cuboïde.
CUP. Petit ou second cunéiforme.
D. Dos du pied.
D1, D2, D3, D4, D5, D6, D7. Sept ligaments dorsaux des articulations tarso-métatarsiennes.
D8. Ligament dorsal du 1er et 2e cunéiforme.
D9. Ligament dorsal du 2e et 3e cunéiforme.
DE. Ligament dorsal externe de l'articulation du scaphoïde avec les trois cunéiformes.
DI. Ligament dorsal interne de l'articulation du scaphoïde avec les trois cunéiformes.
DM. Ligament dorsal moyen de l'articulation du scaphoïde avec les trois cunéiformes.
DM2. Artère dorsale du métatarse.
DT. Artère dorsale du tarse.
E. Ligament externe de l'articulation astragalo-calcanéenne.
EC. Extenseur commun des orteils.
EG. Extenseur propre du gros orteil.
FA. Facette antéro-interne ou concave de la face supérieure du calcanéum.
FG. Fléchisseur propre du gros orteil.
FI. Lamelles fibreuses reliant les bourrelets glénoïdiens et formant le ligament transverse.
FP. Facette postérieure convexe de la face supérieure du calcanéum.
GE. Partie externe du creux calcanéo-astragalien.
GI. Partie interne du creux calcanéo-astragalien.
GLF. Gouttière recevant le tendon du long fléchisseur propre du gros orteil.
GVT. Grande veine interne du pied, origine de la saphène interne.
I. Ligament interosseux du creux calcanéo-astragalien.
IA. Faisceau interne ou calcanéo-scaphoïdien du ligament en Y.
ID. Interosseux dorsaux.
ID2. Artères interosseuses dorsales.
IDP. Artère interosseuse dorsale du premier espace.
IP. Faisceau profond du ligament interne du cou-de-pied.
IP1. Interosseux plantaires.
IPS. Faisceau postéro-superficiel du ligament interne.
Ip. Artères interosseuses plantaires.
J. Partie inférieure de la jambe.
JA. Jambier ou tibial antérieur.
JP. Jambier postérieur.
L. Lombricaux.
LAE. Ligament annulaire externe du tarse, formant une gaine fibreuse aux péroniers latéraux.
LAI. Ligament annulaire interne du tarse.
LAS. Ligament annulaire supérieur ou dorsal du tarse.
LFC. Long fléchisseur commun.
LI. Ligament interosseux.
LP. Long péronier latéral.
MI. Pilier antéro-interne de la voûte du pied répondant à la tête du premier métatarsien.
M5. Pilier antéro-interne répondant à la tête du cinquième métatarsien.
MC. Nerf musculo-cutané.
ME. Malléole externe.
ME1, ME2, ME3, ME4, ME5. Métatarsiens.

MEG. Artère malléolaire externe.
MI. Malléole interne.
MI2. Artère malléolaire interne.
OG. Gros orteil.
OP. Petit orteil.
P. Pédieux et tendons des muscles interosseux plantaires.
P1, P2, P3. Phalanges des orteils.
P4, P5, P6. Ligaments unissant les 1er, 2e, 3e métatarsiens aux cunéiformes.
PA. Péronier antérieur.
PA2. Artère péronière antérieure.
PE. Artère plantaire externe.
PE2. Péroné.
PG. Plantaire grêle.
PI. Artère plantaire interne.
PL. Plante du pied.
PO. Ligament postérieur de l'articulation astragalo-calcanéenne.
PP. Artère péronière postérieure.
Pe. Nerf plantaire externe.
Per. Artère péronière.
Pi. Nerf plantaire interne
p. Anastomoses des interosseuses dorsales avec les perforantes postérieures.
pa. Perforantes antérieures s'anastomosant avec les interosseuses dorsales.
pp. Perforantes postérieures s'anastomosant avec les interosseuses dorsales.
pr. Branche profonde du nerf plantaire externe.
S. Scaphoïde.
SCI. Ligament scaphoïdo-cuboïdien inférieur.
SCS. Ligament scaphoïdo-cuboïdien supérieur.
SE. Veine saphène externe.
SI. Veine saphène interne.
Se. Nerf saphène externe.
su. Branche superficielle du plantaire externe.
T. Talon.
T2 Tête de l'astragale.
TA. Artère tibiale antérieure.
TA1. Tubérosité antérieure du calcanéum.
TA2. Tendon d'Achille.
TA3. Saillie du tendon d'Achille.
TE. Tubérosité externe du calcanéum.
TI. Tibia.
TP. Artère tibiale postérieure.
TU. Tubercule de la face externe du calcanéum séparant les tendons des péroniers latéraux.
TU1. Tubérosité du scaphoïde recevant le jambier postérieur.
TU2. Tubérosité du cuboïde au-devant de laquelle se trouve la gouttière qui reçoit le tendon du long péronier latéral.
Ta. Nerf tibial antérieur.
Ti. Tubérosité interne du calcanéum.
Tp. Nerf tibial postérieur.
VD. Veines digitales.
VD2. Veines dorsales du pied.
VDO. Veines dorsales des orteils.
VE. Facette convexe ou antérieure de la face inférieure de l'astragale.
VE2. Veine externe qui rejoint la saphène externe.
YC. Ligament en Y; son faisceau externe ou calcanéo-cuboïdien.

Paris. — A. PARENT, imprimeur de la Faculté de médecine, A. DAVY, successeur, 52, rue Madame et rue Monsieur-le-Prince, 14.

106

www.ingramcontent.com/pod-product-compliance
Ingram Content Group UK Ltd.
Pitfield, Milton Keynes, MK11 3LW, UK
UKHW012128240726
13965UKWH00005B/2045